Benson Muyamba Alitili

Determinantes e escolhas de contraceção

Benson Muyamba Alitili

Determinantes e escolhas de contraceção

ScienciaScripts

Imprint
Any brand names and product names mentioned in this book are subject to trademark, brand or patent protection and are trademarks or registered trademarks of their respective holders. The use of brand names, product names, common names, trade names, product descriptions etc. even without a particular marking in this work is in no way to be construed to mean that such names may be regarded as unrestricted in respect of trademark and brand protection legislation and could thus be used by anyone.

Cover image: www.ingimage.com

This book is a translation from the original published under ISBN 978-620-2-06349-4.

Publisher:
Sciencia Scripts
is a trademark of
Dodo Books Indian Ocean Ltd. and OmniScriptum S.R.L publishing group

120 High Road, East Finchley, London, N2 9ED, United Kingdom
Str. Armeneasca 28/1, office 1, Chisinau MD-2012, Republic of Moldova, Europe
Printed at: see last page
ISBN: 978-620-7-77822-5

LISTA DE ABREVIATURAS

CBDs	-	Community Based Distributors
CBOs	-	Community Based Organizations
CBOH	-	Central Board of Health
CHAZ	-	Churches Health Association of Zambia
CSO	-	Central Statistical Office
DHMT	-	District Health Management Team
HMIS	-	Health Management Information Systems
ICPD	-	International Conference on Population and Development
IUDs	-	Intra Uterine Devices
GRZ	-	Government of the Republic of Zambia
MOH	-	Ministry of Health
NCDP	-	National Commission for Development Planning
NGOs	-	Non Governmental Organizations
PBN	-	Post Basic Nursing
PRB	-	Population Reference Bureau
UNICEF	-	United Nations Children Fund
WHO	-	World Health Organization
ZDHS	-	Zambia Demographic Health Surveys
ZIHP	-	Zambia Integrated Health Project

RESUMO

O planeamento familiar é uma componente essencial da prevenção da mortalidade materna, infantil e infantojuvenil. O planeamento familiar pode reduzir a mortalidade materna ao diminuir o número de gravidezes indesejadas, o número de abortos e a proporção de partos de alto risco, contribuindo para melhorar a saúde das mulheres, das suas famílias e das comunidades (1). O planeamento familiar também oferece às mulheres e às suas famílias a oportunidade de planear o momento e o número de filhos que desejam.

O estudo investigará os conhecimentos e os factores determinantes da escolha de métodos contraceptivos entre as mulheres que frequentam clínicas de planeamento familiar no condado de Luwingu. Será efectuada uma análise exaustiva da literatura sobre estudos realizados a nível mundial, regional e local para determinar o que se sabe sobre o tema do estudo e para evitar duplicações.

Para o estudo, será realizado um estudo descritivo transversal em mulheres seleccionadas aleatoriamente da população-alvo de mulheres que frequentam clínicas de planeamento familiar no Luwingu. O investigador utilizará uma amostragem aleatória simples para determinar o tamanho da amostra.

Será efectuado um estudo-piloto na Clínica Namukolo em Luwingu e os participantes do estudo serão incluídos no estudo-piloto. O estudo-piloto será realizado para testar a validade e a fiabilidade dos instrumentos de recolha de dados. Os dados serão recolhidos através de um programa de entrevistas semi-estruturado.

O processamento e a análise dos dados são efectuados com o SPSS, verificando se os dados recolhidos estão completos e se existem discrepâncias e introduzindo-os numa folha de registo de dados para análise. São criadas tabelas de frequência, tabulações cruzadas e descrições numéricas para mostrar a relação entre as variáveis. Os resultados da investigação são apresentados às autoridades responsáveis e aos participantes no estudo.

CAPÍTULO 1 INTRODUÇÃO

O planeamento familiar é uma das formas mais eficazes em termos de custos para prevenir a mortalidade materna, infantil e infantojuvenil. O planeamento familiar pode reduzir a mortalidade materna através da redução do número de gravidezes, do número de abortos e da proporção de nascimentos de alto risco.(l) Calcula-se que a satisfação das necessidades das mulheres em termos de contraceptivos modernos evitaria cerca de um quarto a um terço de todas as mortes maternas, salvando 140 000 a 150 000 vidas por ano.000 vidas por ano (3) O planeamento familiar oferece uma série de outros benefícios sanitários, sociais e económicos: pode ajudar a reduzir a mortalidade infantil, abrandar a propagação do VIH/SIDA, promover a igualdade entre os sexos, reduzir a pobreza, acelerar o desenvolvimento socioeconómico e proteger o ambiente(l).

No entanto, atualmente, mais de 200 milhões de mulheres e raparigas nos países em desenvolvimento que querem atrasar, prevenir, limitar ou espaçar uma gravidez não estão a utilizar um método contracetivo moderno. Das mulheres em idade reprodutiva nos países em desenvolvimento, 57% (867 milhões) precisam de contraceção porque são sexualmente activas mas não querem ter um filho nos próximos dois anos. Destas, 645 milhões (74 %) utilizam métodos contraceptivos modernos, enquanto as restantes 222 milhões não o fazem, o que resulta numa necessidade significativa de métodos modernos que não é satisfeita (5). Em 2006, a necessidade não satisfeita de planeamento familiar foi incluída no quinto Objetivo de Desenvolvimento do Milénio (ODM) como um indicador para acompanhar os progressos na melhoria da saúde materna (6).

Em 11 de julho de 2012, as partes interessadas no planeamento familiar de todo o mundo reuniram-se para a Cimeira de Londres sobre o Planeamento Familiar. O Governo do Reino Unido, através do Departamento para o Desenvolvimento Internacional (DFID) e a Fundação Bill e Melinda Gates, juntamente com o FNUAP, organizaram uma reunião de líderes de governos nacionais, doadores, sociedade civil, sector privado, comunidade de investigação e desenvolvimento e outras partes interessadas para renovar e revigorar o compromisso global de garantir o acesso à informação, serviços e fornecimentos de contraceptivos para mulheres e raparigas em todo o mundo, particularmente as que vivem em contextos de poucos recursos (3).

O objetivo da cimeira era "mobilizar compromissos globais nas áreas da política, financiamento, bens e serviços para apoiar o direito de mais 120 milhões de mulheres e raparigas nos 69 países mais pobres do mundo à informação, serviços e fornecimento de contraceptivos.

A Zâmbia lançou a Iniciativa Maternidade Segura em 1996, que identificou o planeamento familiar como uma das áreas prioritárias para reduzir a taxa de mortalidade materna (MMR). A Zâmbia demonstrou desenvolvimentos no planeamento familiar na década de 1990, na sequência das reformas nacionais da saúde e do Programa de Ação da Conferência Internacional sobre População e Desenvolvimento (CIPD), realizada no Cairo em 1994. A CIPD foi um marco na medida em que o conceito de saúde reprodutiva e de direitos reprodutivos foi claramente definido pela primeira vez. Foram formuladas as ligações entre população e desenvolvimento sustentável.

De acordo com a UNICEF (44), o planeamento familiar não era uma prioridade nacional na Zâmbia até 1989, quando os efeitos do declínio económico e o aumento da densidade populacional levaram o governo a tomar medidas. A UNICEF também salientou que mais de metade de todos os serviços de planeamento familiar são acedidos através de estabelecimentos de saúde públicos, 36% recorrem a fontes médicas privadas e 7% utilizam outras fontes, como lojas e amigos.

De acordo com Simutowe et al (39), quase todas as unidades de saúde na Província do Norte oferecem serviços básicos de saúde reprodutiva, que incluem o planeamento familiar. Estes incluem métodos naturais e artificiais de contraceção, com exceção de alguns métodos de barreira, como os dispositivos intra-uterinos e os contraceptivos cirúrgicos, que não estão disponíveis na maioria dos centros de saúde.

Nos últimos trinta (30) anos, registaram-se avanços significativos no desenvolvimento de novos métodos contraceptivos, incluindo a transição dos contraceptivos orais combinados de alta dose para os de baixa dose e dos dispositivos intra-uterinos (DIU) de libertação de cobre e levonorgestrel para os inertes. Além disso, foram introduzidos os contraceptivos combinados injectáveis e os adesivos e anéis hormonais combinados, bem como os implantes (44). Desde então, surgiram discrepâncias significativas entre o conhecimento e a utilização do planeamento familiar, pelo que são necessários mais estudos sobre conhecimentos, atitudes e práticas para compreender por que razão as pessoas não utilizam os serviços existentes.

Na Zâmbia, há uma série de métodos de planeamento familiar disponíveis tanto nos serviços de saúde públicos como no sector privado. Os métodos incluem métodos hormonais, métodos de barreira, métodos permanentes e naturais.

Métodos hormonais

Os métodos contraceptivos hormonais disponíveis incluem os contraceptivos orais combinados (COC), os contraceptivos que contêm apenas progesterona, a contraceção de emergência, o Norplant, o acetato de medroxiprogesterona em depósito (DMPA) e o enantato de noretisterona (NET EN). Estes métodos actuam principalmente através da prevenção da ovulação. Estes métodos contraceptivos são eficazes e reversíveis, mas podem ter efeitos secundários relacionados com as hormonas que contêm (17).

Métodos de barreira

Estes métodos impedem a gravidez criando uma barreira artificial entre os espermatozóides e o ovário, impedindo assim a fertilização. Com alguns métodos de barreira, como o DIU, a fertilização ocorre, mas o desenvolvimento posterior do óvulo fertilizado é impedido. Os métodos de barreira incluem: Preservativos, DIUs, diafragmas, espermicidas e tampões cervicais. Os métodos de barreira, como os preservativos, também podem ser úteis na prevenção de infecções sexualmente transmissíveis (18).

Métodos permanentes

Os utentes que optaram por métodos contraceptivos permanentes necessitam de aconselhamento e de um consentimento informado adequado, uma vez que estes métodos não são reversíveis (não há retorno à fertilidade). Os métodos permanentes incluem a vasectomia para os homens e a laqueação bilateral das trompas (BTL) para as mulheres.

Estes métodos são muito eficazes, cómodos, seguros e simples, e não se conhecem efeitos secundários a longo prazo, para além das complicações a curto prazo do procedimento.

Métodos científicos naturais

Estes métodos baseiam-se na sensibilização para a fertilidade e na abstinência regular de relações sexuais vaginais. Os métodos incluem secreções cervicais, temperatura corporal basal (BBT), calendário (ritmo) e sintotérmico (uma combinação de secreções cervicais e BBT). Estes métodos são eficazes, pouco dispendiosos, reversíveis e não têm efeitos secundários físicos. No entanto, os métodos exigem uma cooperação e um empenhamento contínuos tanto do homem como da mulher. A abstinência pode ser difícil para alguns casais, pelo que os métodos têm uma elevada taxa de insucesso (18).

O outro método científico natural é o Método da Amenorreia Lactacional (LAM). O método LAM tira partido da infertilidade temporária que ocorre durante a amamentação. O método é eficaz para as mulheres que estão a amamentar totalmente ou quase totalmente, cuja menstruação ainda não recomeçou e que estão grávidas menos de seis meses após o parto.

APRESENTAÇÃO DO PROBLEMA

As actuais políticas e práticas de cuidados de saúde em alguns países baseiam-se em estudos científicos sobre contraceptivos que já não estão amplamente disponíveis, em preocupações teóricas de longa data que nunca se concretizaram, ou em preferências pessoais ou preconceitos dos prestadores de serviços. Estas políticas ou práticas desactualizadas limitam frequentemente tanto a qualidade dos serviços de planeamento familiar como o acesso dos utentes a estes serviços (44).

O Boletim Estatístico Anual de Saúde de 2015 mostra que, em 2014, cerca de uma em cada dez mulheres em idade fértil utilizou um método moderno de planeamento familiar em todo o país.(19) Houve um ligeiro aumento em relação a 2015. Durante o mesmo período, as províncias de Copperbelt e Lusaka registaram as taxas mais elevadas de utilização de planeamento familiar, com 171 por 1000 e 160 por 1000 mulheres em idade fértil, respetivamente. As províncias do Oeste, Luapula e Norte registaram as taxas de aceitação mais baixas. O Relatório Estatístico Anual de 2015 também sublinhou que o planeamento familiar é fortemente influenciado pelos valores culturais e pelo nível de educação das mulheres (19).

Em muitas comunidades da Zâmbia, os factores socioculturais desempenham um papel importante na determinação das percepções, crenças e padrões de comportamento das pessoas. As decisões em matéria de reprodução, como os métodos de planeamento familiar, o número de filhos, etc., dependem em grande medida de normas e valores socioculturais (39).Os Bemba e os Bisa são os grupos étnicos dominantes no Luwingu. Existem quase todas as denominações cristãs no distrito de Luwingu. As mais fortemente representadas são a Igreja Católica, a Igreja Unida da Zâmbia, as Testemunhas de Jeová, os Adventistas do Sétimo Dia e as igrejas Pentecostais. Estes grupos socioculturais têm valores, normas e crenças diferentes em relação ao planeamento familiar e influenciam os conhecimentos, as percepções e a escolha do método contracetivo por parte dos clientes (45).

A provisão e acessibilidade dos serviços de planeamento familiar no Luwingu não é diferente da situação a nível nacional ou provincial. O distrito ainda tem baixas taxas de utilização de planeamento familiar, o que pode estar relacionado com o elevado número de mortes maternas e abortos inseguros. Pode presumir-se que a baixa utilização dos serviços de planeamento familiar no distrito se deve ao baixo nível de conhecimento sobre planeamento familiar (10).

O relatório do Sistema de Informação de Gestão de Saúde (HMIS) de 2016 para o Distrito de Luwingu mostra que a nova taxa de aceitação de planeamento familiar foi de 106 por 1000 mulheres na faixa etária reprodutiva (10). A acessibilidade dos serviços de planeamento familiar no distrito foi grandemente afetada pelo facto de existirem três (03) áreas de captação servidas pelos Centros de Saúde da Missão da Igreja Católica, que não apoiam outros métodos de planeamento familiar para além do método de planeamento familiar natural. A Equipa Distrital de Gestão da Saúde (DHMT) tomou medidas para melhorar a prestação de serviços de planeamento familiar nestas áreas através da formação de Distribuidores Baseados na Comunidade (CBDs), que são treinados para prestar serviços de planeamento familiar na comunidade, tais como palestras de saúde sobre a promoção e distribuição de preservativos de planeamento familiar.

De acordo com o Population Reference Bureau (32), mais de 500 000 mulheres morrem todos os anos de causas relacionadas com a gravidez, o parto e o aborto. Noventa e nove por cento destas mortes ocorrem em regiões menos desenvolvidas, sobretudo em África e na Ásia. Estas mortes podem ser o resultado de conhecimentos inadequados e de obstáculos à escolha de contraceptivos.

Apesar dos esforços da Equipa de Gestão da Saúde do Distrito do Luwingu e de outros agentes de saúde, como a expansão do planeamento familiar, pouco sucesso foi alcançado na área da saúde reprodutiva, como evidenciado pela continuação da elevada taxa de mortalidade materna, da taxa de fertilidade total e do elevado número de abortos inseguros. Os serviços de saúde reprodutiva continuam a ser influenciados pelos conhecimentos e crenças dos utentes, bem como por outros factores socioeconómicos e culturais. A melhoria da acessibilidade e da utilização dos serviços de saúde reprodutiva, como o planeamento familiar, começa com uma avaliação dos conhecimentos e crenças dos utentes e da comunidade, bem como dos factores socioeconómicos e culturais que influenciam os seus comportamentos e práticas (10).

DIAGRAMA PARA ANÁLISE DE PROBLEMAS
FACTORES RELACIONADOS COM O SERVIÇO

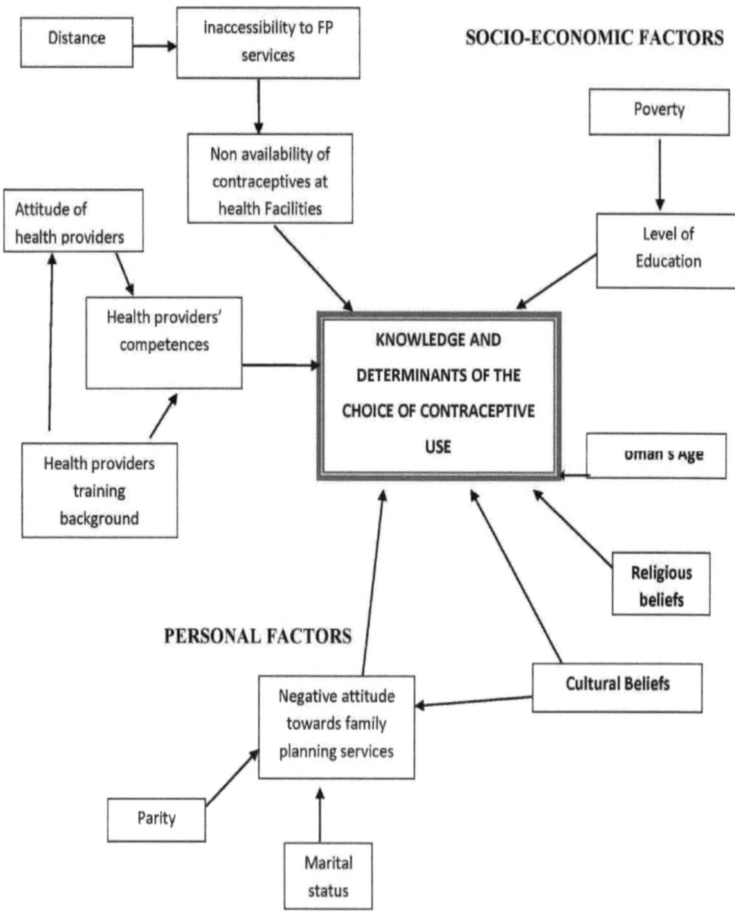

FACTORES QUE INFLUENCIAM O PROBLEMA

Os factores que influenciam o problema são classificados em factores pessoais, factores socioculturais e factores relacionados com o serviço.

FACTORES PESSOAIS

Atitude do cliente

As atitudes são sentimentos pessoais, e isto também se aplica ao planeamento familiar. As mulheres que têm uma atitude positiva em relação ao planeamento familiar têm mais probabilidades de reconhecer os benefícios do planeamento familiar e, por isso, têm mais probabilidades de utilizar os serviços de planeamento familiar. A atitude da cliente também pode ser influenciada pelo estado civil, paridade e crenças culturais.

Estado civil

A maioria das mulheres que frequentam as clínicas de planeamento familiar são casadas e, por isso, é mais provável que sejam abordadas para aconselhamento e consultas de saúde de rotina sobre planeamento familiar. Por vezes, as mulheres solteiras e as viúvas não têm acesso a informações e serviços familiares por receio de serem rotuladas como prostitutas. As mulheres casadas, por outro lado, podem falar e aceder aos serviços de planeamento familiar mais livremente do que as mulheres solteiras e viúvas, o que tem um impacto no nível de conhecimentos sobre planeamento familiar.

Paridade

O número de filhos que uma mulher tem pode influenciar a sua escolha do método contracetivo. Neste caso, o desejo da mulher de ter ou não mais filhos tem uma certa influência na escolha do método contracetivo. Por exemplo, as mulheres com paridade satisfeita têm mais probabilidades de optar por um método contracetivo permanente, como a laqueação bilateral das trompas (BTL), do que as mulheres com menos filhos.

FACTORES SOCIOCULTURAIS

O fator sociocultural pode ainda ser subdividido em factores demográficos e na perceção da comunidade.

a. Factores demográficos

Os factores demográficos que afectam os conhecimentos e as escolhas em matéria de contraceção são os seguintes

Idade

As mulheres mais jovens têm mais probabilidades de ter menos filhos do que as mulheres mais velhas, pelo que as mulheres jovens podem querer ter outro filho. As mulheres mais velhas são mais susceptíveis de utilizar métodos contraceptivos permanentes ou métodos que têm um tempo relativamente longo para restaurar a fertilidade do que as mulheres mais jovens. Estes factores podem influenciar a escolha do método contracetivo.

Crenças religiosas

As crenças religiosas, tal como as crenças culturais, estão normalmente profundamente enraizadas nas mentes dos crentes, e os seguidores aderem frequentemente às normas e valores que a sua religião representa. O Cristianismo é a religião predominante na Zâmbia e consiste em várias denominações que têm diferentes pontos de vista sobre o planeamento familiar. Por exemplo, os católicos rejeitam a utilização de preservativos ou métodos contraceptivos que não sejam o planeamento familiar natural. Estas crenças e práticas religiosas têm uma forte influência nos conhecimentos das mulheres e na sua decisão de utilizar contraceção. Uma crença generalizada e muito valorizada é a de que só Deus deve determinar o número de filhos que uma mulher tem. Esta crença afecta naturalmente a decisão sobre o planeamento familiar.

Nível de educação

As mulheres que atingiram um nível de escolaridade mais elevado estão provavelmente mais bem informadas sobre o planeamento familiar e, por conseguinte, mais aptas a tomar uma decisão informada sobre o tipo de métodos contraceptivos que pretendem utilizar do que as mulheres que nunca frequentaram a escola ou que atingiram um nível de escolaridade inferior. A pobreza está intimamente ligada ao nível de escolaridade.

Pobreza

A pobreza tem uma multiplicidade de rostos e dimensões. A pobreza ameaça todos os aspectos da vida de uma mulher, privando-a das competências de que necessita para desenvolver e manter o seu bem-estar físico, social, económico e mental. As mulheres empobrecidas têm maior probabilidade de não terem instrução, e a baixa escolaridade pode afetar a capacidade de uma mulher adquirir conhecimentos sobre planeamento familiar.

b. Crenças culturais

As crenças e valores culturais/tradicionais que a comunidade tem sobre o planeamento familiar influenciam os conhecimentos das mulheres e podem afetar a sua escolha do método contracetivo. As crenças individuais sobre planeamento familiar podem ser verdadeiras ou falsas. A crença de que os filhos são dados por Deus pode ser falsamente interpretada como significando que a mulher não tem controlo sobre a sua fertilidade e influenciar os conhecimentos e a escolha do método contracetivo. Estas crenças têm um grande impacto nos conhecimentos, atitudes e práticas das pessoas.

FACTORES RELACIONADOS COM O SERVIÇO

Estes factores estão interligados e influenciam o problema central. Os factores relacionados com o serviço incluem os seguintes;

Não há disponibilidade de contraceptivos

Os utentes precisam de uma gama de métodos de planeamento familiar à sua escolha. Os tipos de contraceptivos disponíveis afectam o conhecimento destes métodos contraceptivos e influenciam a escolha. Na maioria dos casos, os prestadores de cuidados de saúde concebem e personalizam o ensino sobre os métodos contraceptivos disponíveis. É mais provável que os métodos contraceptivos disponíveis sejam publicitados e comercializados do que os métodos não disponíveis.

Responsabilidades dos prestadores de cuidados de saúde

Os prestadores de serviços de saúde desempenham um papel importante no fornecimento de informações sobre planeamento familiar. A experiência dos prestadores de cuidados de saúde é essencial para a divulgação de informação adequada sobre planeamento familiar. Muitas pessoas podem aprender a informar e aconselhar sobre planeamento familiar, e muitas pessoas podem prestar serviços de planeamento familiar, mas uma formação especializada pode ajudar essas pessoas a prestar um melhor serviço. A formação deve incluir competências em matéria de informação e aconselhamento, bem como competências específicas, como a administração de injecções e a inserção e remoção de dispositivos intra-uterinos (DIU).

Atitude dos prestadores de cuidados de saúde

A atitude do prestador de cuidados de saúde em relação aos seus clientes ou ao seu trabalho pode afetar grandemente a sua capacidade de prestar um serviço de qualidade aos clientes. A má atitude do prestador de cuidados de saúde pode dever-se à pressão de trabalho resultante do número insuficiente de pessoal formado, da indisponibilidade de materiais ou, por vezes, de uma formação inadequada. Fornecer informação às utentes é uma parte essencial dos serviços de planeamento familiar e, por isso, a atitude do profissional de saúde em relação ao serviço prestado pode afetar o conhecimento das utentes. Os prestadores de cuidados de saúde podem, por vezes, transferir os seus próprios sentimentos para os utentes e influenciar a sua escolha do método contracetivo.

Distância até aos centros de saúde

A distância até aos centros de saúde é uma das maiores barreiras para as mulheres que procuram serviços de planeamento familiar. No Inquérito Demográfico e de Saúde da Zâmbia de 2015-2016, foi relatado que as mulheres citaram a dificuldade em obter permissão ou recursos financeiros dos seus parceiros para visitar centros de saúde como a maior barreira. Tais dificuldades têm um impacto na acessibilidade dos serviços de planeamento familiar e, consequentemente, no seu conhecimento sobre planeamento familiar (45).

JUSTIFICAÇÃO DO PROBLEMA

Os cuidados de saúde reprodutiva e sexual, incluindo os serviços de planeamento familiar e a informação, são reconhecidos não só como uma medida fundamental para melhorar a saúde das mulheres e das crianças, mas também como um direito humano. Todas as pessoas têm direito ao acesso, à escolha e aos benefícios dos avanços científicos na seleção dos métodos de planeamento familiar. Os utentes de planeamento familiar devem receber informação factual e adequada para que possam tomar uma decisão informada e voluntária a favor de um método contracetivo.

Apesar de vários estudos e relatórios indicarem um elevado nível de conhecimento sobre planeamento familiar entre as mulheres zambianas, a utilização de serviços de planeamento familiar no distrito de Luwingu continua a ser inaceitavelmente baixa (10).

A importância do estudo reside no facto de que os conhecimentos, crenças e outros factores que influenciam o uso de contraceptivos entre as mulheres em Luwingu estão entre os factores estruturais e culturais mais importantes que influenciam a acessibilidade dos serviços de planeamento familiar no distrito. A baixa utilização de serviços de planeamento familiar na Zâmbia representa um grande desafio para a realização da saúde reprodutiva. Foram realizados muitos estudos sobre o planeamento familiar a nível mundial, regional e nacional e estes estudos chegaram a resultados variáveis, que podem ser atribuídos à diversidade cultural. No entanto, foram realizados poucos estudos sobre saúde reprodutiva no Luwingu, particularmente pelo Gabinete Central de Estatística (CSO), e nenhum especificamente para avaliar os conhecimentos e os factores determinantes das escolhas de utilização de contraceptivos (7).

Espera-se que os resultados deste estudo sejam utilizados pelos decisores políticos, gestores e prestadores de serviços de planeamento familiar para melhorar os conhecimentos das mulheres que procuram serviços de planeamento familiar no distrito do Luwingu e ajudá-las a fazer uma escolha informada do método contracetivo que querem utilizar. O estudo também pretende ser um trampolim para futuros estudos a serem realizados no Luwingu e noutras partes do país na área da saúde reprodutiva, particularmente no planeamento familiar.

OBJECTIVOS DO ESTUDO

Objetivo geral

Avaliar os conhecimentos e os factores que influenciam a escolha do método contracetivo entre as mulheres que frequentam as clínicas de planeamento familiar no condado de Luwingu.

Objectivos específicos

1. Determinar o nível de conhecimentos sobre planeamento familiar entre as mulheres que frequentam clínicas de planeamento familiar no Luwingu.
2. Identificar os factores que influenciam a escolha do método contracetivo pelas mulheres.
3. Identificar as crenças tradicionais e culturais que influenciam os conhecimentos das mulheres sobre planeamento familiar.
4. Fornecer recomendações para melhorar a prestação de serviços de planeamento familiar aos prestadores de cuidados de saúde no distrito.

HIPÓTESE

1. O nível de educação de uma mulher influencia o seu conhecimento sobre planeamento familiar.
2. As competências do prestador de cuidados de saúde influenciam a escolha do método contracetivo pela mulher.
3. As crenças tradicionais e culturais influenciam os conhecimentos das mulheres sobre planeamento familiar e a escolha do método contracetivo.

DEFINIÇÕES OPERACIONAIS

As crenças referem-se a um conjunto de ideias firmemente ancoradas e partilhadas sobre o planeamento familiar e a vida.

A escolha refere-se à gama de métodos de planeamento familiar disponíveis.

As competências dos prestadores de cuidados de saúde referem-se aos conhecimentos, atitudes e aptidões específicos necessários para realizar uma determinada atividade ou procedimento.

O termo contracetivo refere-se a um produto que é utilizado para evitar a conceção.

A cultura refere-se a todo o modo de vida.

Os determinantes são factores que influenciam a escolha de um método contracetivo por parte de um indivíduo.

O planeamento familiar (PF) é a decisão voluntária de um indivíduo ou de um casal sobre o número de filhos que querem ter e quando os querem ter.

A fertilidade é a capacidade de se reproduzir ou de ter filhos.

A taxa de fecundidade geral (TFG) refere-se ao número de nados-vivos por 1.000 mulheres em idade reprodutiva num determinado período.

O conhecimento refere-se à quantidade de informação e familiaridade com os tipos, benefícios e riscos do planeamento familiar.

A taxa de mortalidade materna (TMM) é definida como o número de mortes maternas por 100.000 nados-vivos.

A paridade refere-se ao número total de nados-vivos e nados-mortos que uma mulher teve durante a sua vida reprodutiva.

A pobreza refere-se à falta ou escassez de bens essenciais.

Saúde reprodutiva A saúde reprodutiva é definida como o bem-estar dos homens, das mulheres e dos jovens em relação às suas funções reprodutivas.

1:9 VARIÁVEL

VARIABLE	INDICATOR	CUT OFF POINTS	QUESTION(S)
Dependent Variables i. Knowledge	• High knowledge level • Moderate knowledge level • Low knowledge level	• Able to mention at least four methods of family planning and 4 benefits of family planning • Able to mention 2 to 3 methods of family planning and 2 to 3 benefits of family planning • Able to mention one method of family planning and one benefits of family planning	7-18
ii. Determinants of choice of contraceptive	• Service related • Socio-economic • Personal	• Agrees to factors such as availability of the method, health providers influence • Cites age, religion and education level as determinants of contraceptive choice • Cites marital status, parity and attitude as influential factors in determining the choice of contraceptives	19-36

VARIABLE	INDICATOR	CUT OFF POINTS	QUESTION(S)
Independent Variables			
i. Availability of contraceptives	• Available • Not available	• The method the woman is using always available at the health centre • The method of contraception is sometimes not available at the health centre	21
ii. Level of Education	• Never been to school • Primary level • Secondary level • Tertiary level	• No formal education • Grade 1 to 7 • Grade 8 to 12 • College and University education	5
iii. Attitude of clients	• Positive • Negative	• Willing to use family planning • Unwilling to use family planning	36
iv. Cultural Beliefs	• Approves FP • Disapproves FP	• Cultural beliefs that discourage family planning are absent. • Cultural beliefs that discourages family planning are present	24,25

INTRODUÇÃO

Este capítulo apresenta uma panorâmica dos estudos realizados no domínio do planeamento familiar. A análise da literatura incide sobre os conhecimentos e os factores determinantes da escolha de métodos contraceptivos. O objetivo da revisão da literatura é, em primeiro lugar, evitar duplicações, descobrindo o que outros investigadores e académicos fizeram e relataram sobre os conhecimentos e os factores determinantes da escolha do planeamento familiar. A revisão da literatura também ajuda a aperfeiçoar a definição do problema e a conceção do estudo e fornece outro argumento convincente sobre a necessidade do projeto de investigação. O investigador utilizou revistas, livros, propostas de investigação não publicadas, artigos de investigação publicados, dados clínicos e hospitalares, a Internet, relatórios e registos governamentais.

Foram realizados vários estudos sobre planeamento familiar em diferentes regiões do mundo, que conduziram a diferentes resultados e recomendações. Muitos investigadores centraram os seus estudos nos conhecimentos, atitudes e práticas. A análise da literatura abrangerá perspectivas globais, regionais e locais.

GLOBAL

De acordo com o Population Reference Bureau (32), a possibilidade de adiar e limitar a gravidez pode aumentar a autonomia das mulheres e dar a homens e mulheres mais controlo sobre as suas vidas. A utilização do planeamento familiar também melhora a saúde, permitindo que as mulheres tenham filhos nas alturas mais saudáveis para elas e para os seus filhos. Em todo o mundo, cerca de 53% dos casais utilizam um método contracetivo moderno. O relatório do Population Reference Bureau mostra também que a disponibilização de uma gama de métodos contraceptivos, a melhoria da interação entre o prestador e o cliente e a informação dos clientes sobre os riscos e benefícios do planeamento familiar podem ajudar os casais a atingir os seus objectivos reprodutivos.

Um estudo entre adolescentes pós-parto em El Salvador mostrou que o conhecimento dos contraceptivos não conduz necessariamente à sua utilização.

Os níveis de educação e de literacia predizem os conhecimentos sobre contraceptivos, mas não a sua utilização. O estudo concluiu que, dos 50 inquiridos com idades compreendidas entre os 13 e os 18 anos, todos afirmaram que a sua gravidez atual não foi planeada. Três quartos sabiam nomear pelo menos um método contracetivo, mas menos de 18% já o tinham utilizado. O estudo também revelou que o facto de ter um parceiro ou de viver com um parceiro previa a utilização de contraceptivos (28).

A procura de contraceptivos está a aumentar. Nos países em desenvolvimento, estima-se que mais 212 milhões de mulheres utilizarão contraceptivos em 2015 do que em 2016. O aumento da procura exige não só mais contraceptivos e, por conseguinte, mais recursos para os adquirir, mas também uma cadeia de abastecimento mais forte. A melhoria da logística pode ajudar a garantir o acesso aos contraceptivos. Quando o fornecimento de diferentes métodos contraceptivos é consistente, qualquer pessoa que queira praticar o planeamento familiar pode selecionar, obter e utilizar contraceptivos de alta qualidade - um conceito conhecido como segurança contraceptiva (35).

De acordo com a Organização Mundial de Saúde (44), ao decidir sobre um método contracetivo, é necessário ponderar os vários métodos, tendo em conta as vantagens e desvantagens de determinados métodos contraceptivos. No entanto, as escolhas das mulheres são muitas vezes impostas ou limitadas por factores sociais, culturais e económicos, directos ou indirectos. A OMS recomenda que, para além da adequação médica, sejam tidas em conta as preferências das utentes, a fim de propor métodos contraceptivos que respeitem e cumpram os seus direitos humanos, ou seja, que lhes permitam fazer uma escolha informada.

Em todo o mundo, são negados métodos contraceptivos a muitas mulheres por razões de saúde que não têm qualquer fundamento científico. Estas barreiras médicas desnecessárias podem limitar as escolhas das mulheres e reduzir a probabilidade de as mulheres gostarem do método escolhido e de o utilizarem de forma correcta e consistente (37). Estas barreiras médicas desnecessárias podem surgir por uma série de razões. As directrizes de prestação de serviços que orientam as práticas dos prestadores de serviços podem estar desactualizadas e não reflectir as provas científicas mais recentes. Além disso, alguns prestadores de serviços podem interpretar mal ou ignorar as directrizes de prestação de serviços e criar as suas próprias barreiras à utilização de contraceptivos. O prestador pode identificar contra-indicações inadequadas e restringir a utilização do método contracetivo com base na idade ou na paridade (40).

Nalguns casos, foi negado um método às mulheres que não foram examinadas fisicamente, que não fizeram análises laboratoriais ou que não estavam menstruadas (13).

Um estudo efectuado por Padmadas et al. (29) em Andhra Pradesh mostrou que as decisões em matéria de reprodução são influenciadas social e culturalmente. Por exemplo, em muitos países em desenvolvimento, as relações sexuais só são estabelecidas depois do casamento e ter filhos depois do casamento é socialmente proibido.

REGIONAL

Moronkola O.A et al (25) encontraram níveis elevados de conhecimentos sobre planeamento familiar num estudo semelhante realizado em Ibadan, na Nigéria. O estudo mostrou que as mulheres consideravam a sua saúde e a aprovação do marido como fortes factores determinantes da utilização de contraceptivos. O estudo também mostrou que as decisões das mulheres de utilizar, não utilizar ou interromper os métodos de planeamento familiar podem ser influenciadas pelas suas percepções dos riscos e benefícios dos contraceptivos, pelas suas preocupações sobre o impacto dos efeitos secundários na sua vida quotidiana e pelas suas percepções do impacto de certos métodos nas relações com os parceiros e outros membros da família. O estudo recomenda que os homens apoiem as suas mulheres na utilização de serviços de planeamento familiar adequados.

Um estudo realizado no Quénia, utilizando dados dos Inquéritos Demográficos e de Saúde do Quénia de 1998, 2000 e 2008, para analisar as tendências e os factores determinantes da escolha de métodos contraceptivos no Quénia, mostra que a utilização de métodos contraceptivos modernos, em particular de métodos de longa duração, é mais elevada ao longo do tempo nas zonas urbanas do que nas zonas rurais, ao passo que o padrão é inverso para os métodos tradicionais. A utilização de métodos de barreira entre as mulheres solteiras está a aumentar de forma constante, mas continua a ser decepcionantemente baixa, especialmente à luz da epidemia de VIH/SIDA no Quénia. Um resultado surpreendente desta análise é o aumento dramático da utilização de injectáveis. De particular relevância para o programa é a utilização significativamente mais elevada de injectáveis entre as mulheres rurais, as mulheres cujos parceiros recusam o planeamento familiar, as mulheres sem instrução e as mulheres que têm menos probabilidades de serem expostas a mensagens dos meios de comunicação social sobre planeamento familiar, em comparação com as suas homólogas que têm melhor acesso aos serviços e recebem mais informações sobre planeamento familiar (35). Numa avaliação qualitativa de três programas de educação pelos pares na zona urbana do Mali, os jovens referiram que estavam relutantes em utilizar a pílula ou contraceptivos injectáveis porque acreditavam que estes métodos os tornariam inférteis. As decisões das mulheres solteiras sobre a utilização de contraceptivos não eram primordialmente motivadas pela necessidade atual de limitar a fertilidade, mas antes pela necessidade futura de a maximizar para ganhar estatuto através da procriação nos seus agregados familiares conjugais. Outras entrevistas exploraram as percepções da conceção, da menstruação e do impacto percebido dos métodos hormonais no sistema reprodutivo. Os resultados mostraram que a interrupção da menstruação (sob a forma de amenorreia ou hemorragia prolongada) parece ter consequências terríveis, incluindo acusações de feitiçaria e comportamento imoral, que podem levar a que a mulher se divorcie ou que o marido arranje outra mulher. As consequências sociais dos efeitos secundários foram consideradas mais importantes do que as suas manifestações biológicas e, juntamente com o medo da esterilidade, levaram a uma preferência pelo preservativo (35).

Um estudo realizado pela Universidade de Nairobi e pela Family Health International (FHI) no Quénia revelou que três quartos das mulheres gostam muito do preservativo feminino e 39% preferem-no ao preservativo masculino. As mulheres afirmaram que o preservativo era confortável, tornava o sexo mais agradável, oferecia proteção contra as infecções sexualmente transmissíveis e estava sob o seu controlo. No entanto, outras mulheres (24%) disseram que nunca usariam o dispositivo no futuro porque os seus parceiros eram contra. O estudo mostrou que o consentimento do parceiro é crucial para o sucesso da utilização deste método contracetivo (13).

Segundo o Serviço Central de Estatística (7), a aquisição de conhecimentos sobre o controlo da fertilidade é um passo importante para ter acesso a um método contracetivo adequado e utilizá-lo de forma atempada e eficaz. O inquérito demográfico e sanitário zambiano de 2007-2008 revelou que o conhecimento dos métodos contraceptivos é quase universal na Zâmbia. 98% de todas as mulheres e homens conhecem pelo menos um método contracetivo. Os métodos modernos estão mais difundidos do que os métodos tradicionais. Os dados mostram que 98% de todas as mulheres conhecem um método moderno em comparação com 72% que conhecem um método tradicional. De entre os métodos modernos, o preservativo masculino é o mais conhecido (94%), seguido de perto pela pílula (93%). O método menos conhecido é a contraceção de emergência, que é mencionada por 9% das mulheres. Entre os métodos tradicionais, a interrupção voluntária da gravidez é o mais conhecido (56%).

Estima-se que mais de metade dos utilizadores de métodos de planeamento familiar na Zâmbia recorrem a serviços não clínicos, tais como farmácias privadas, CBDs, curandeiros locais e parteiras tradicionais, e metade de todos os utilizadores de métodos modernos de planeamento familiar utilizam contraceptivos orais (6). O estudo concorda com as conclusões do estudo realizado por Nsemukila et al (7), segundo o qual os métodos modernos de planeamento familiar mais utilizados nas comunidades são os preservativos e os contraceptivos orais. O estudo atribuiu isto ao facto de estes dois métodos estarem facilmente disponíveis.

No entanto, estes resultados estão um pouco em desacordo com o Ministério da Saúde, que declarou que a utilização de contraceptivos modernos acessíveis através do sector público da saúde aumentou de 56% em 2006 para 61% em 2011 (22).

Simutowe et al. (36) mostraram no seu estudo sobre conhecimentos, atitudes e práticas de mulheres em idade reprodutiva que as normas culturais das sociedades em que muitas mulheres subsarianas vivem têm pouca ou nenhuma influência nas preferências de fertilidade. No entanto, contrariamente a este pressuposto, o Ministério da Saúde (22) salientou que o planeamento familiar é altamente influenciado por valores culturais.

CONCLUSÃO

Embora muitos estudos sobre planeamento familiar mostrem que as mulheres têm um elevado nível de conhecimentos, estes resultados não estão correlacionados com a utilização de serviços de planeamento familiar. A nível mundial, regional e nacional, a utilização do planeamento familiar continua a ser inaceitavelmente baixa. Muitos estudos identificaram vários factores sociais, culturais e económicos que influenciam a escolha de um método contracetivo por parte da mulher. Vários factores podem influenciar os conhecimentos das mulheres sobre planeamento familiar, incluindo a escolha do método contracetivo, incluindo factores pessoais, factores relacionados com os serviços e factores socioeconómicos. Os estudos mostram também que os factores determinantes da escolha de métodos contraceptivos podem ser específicos de uma cultura e de uma região. Vários estudos mostraram também que os factores relacionados com os serviços têm influência nos conhecimentos das mulheres e na escolha do método contracetivo.

CAPÍTULO 3 METODOLOGIA DE INVESTIGAÇÃO

INTRODUÇÃO

A metodologia descreve a forma como a informação relevante é recolhida para responder à questão de investigação ou descrever os fenómenos associados ao problema de investigação (11).

A metodologia de investigação inclui uma descrição dos participantes no estudo e da forma como estes serão seleccionados, o contexto da investigação, uma descrição dos instrumentos e técnicas que serão utilizados para recolher dados. Descreve igualmente a forma como o investigador assegurará a validade e a fiabilidade dos dados e as considerações éticas que serão tidas em conta. A metodologia de investigação descreve igualmente a forma como o estudo-piloto será realizado, o plano de análise dos dados e os planos de divulgação dos resultados da investigação.

CONCEPÇÃO DA INVESTIGAÇÃO

De acordo com Polit e Hungler (30), um projeto de investigação é o plano ou estratégia global do investigador para responder às questões de investigação ou testar as hipóteses. O investigador efectuará um estudo transversal descritivo. Um estudo descritivo fornecerá um perfil preciso da situação em termos de conhecimentos e determinantes da escolha de métodos contraceptivos entre as mulheres que frequentam as clínicas de planeamento familiar no distrito de Luwingu.

CONDIÇÕES DE INVESTIGAÇÃO

De acordo com Polit e Hungler (30), um contexto de investigação é o ambiente físico e as condições em que se realiza a recolha de dados num estudo.

Perfil do centro de saúde do distrito de Luwingu

O Distrito de Luwingu tem um Primeiro Hospital de Referência, 10 centros de saúde rurais e 13 postos de saúde, todos a trabalhar sob a alçada da Equipa de Gestão da Saúde do Distrito de Luwingu (LDHMT) (10). Todas as unidades de saúde do distrito oferecem serviços de planeamento familiar
Serviços.

Os métodos contraceptivos oferecidos nestas instalações vão desde a distribuição de preservativos a métodos altamente especializados, como a laqueação tubária bilateral (BTL). O estudo será realizado em quinze (15) centros de saúde seleccionados aleatoriamente no distrito.

POPULAÇÕES-ALVO

Uma população-alvo refere-se ao número total de unidades estudadas (42). Neste estudo, a população-alvo é constituída por mulheres em idade fértil (15-49 anos) que frequentam clínicas de planeamento familiar no distrito de Luwingu.

TAMANHO DA AMOSTRA

O tamanho da amostra é o número de participantes no estudo (30). O tamanho da amostra é calculado utilizando a fórmula de cálculo do tamanho da amostra e os participantes são seleccionados entre as mulheres em idade fértil (15-49 anos) que frequentam as clínicas de planeamento familiar no Luwingu. Devido à limitação de tempo e de recursos financeiros, o objetivo é obter uma amostra relativamente representativa.

MÉTODOS DE AMOSTRAGEM

O investigador utilizará os métodos não probabilístico e probabilístico para criar uma amostra. Para selecionar os quinze (15) centros de saúde a incluir no estudo, o investigador utilizará o método de amostragem aleatória (um método de amostragem não probabilístico).

INSTRUMENTOS DE RECOLHA DE DADOS

Foi utilizado um plano de entrevistas semi-estruturado para recolher dados dos inquiridos. Questionários abertos e fechados pré-testados foram administrados pelo investigador e por um assistente de investigação com formação em cinco locais de estudo (centros de saúde). O programa de entrevistas incluía três secções nas quais foram recolhidos dados biográficos (secção A), conhecimentos sobre planeamento familiar (secção B) e determinantes da escolha do método contracetivo (secção C).

Vantagens da utilização de um programa de entrevistas

- O programa de entrevistas é um método relativamente simples de recolha de dados.

- O método é flexível e o entrevistador pode explorar as respostas e adaptar a entrevista à situação.

- A entrevista oferece a oportunidade de avaliar a validade, uma vez que o entrevistador está presente e observa o que está a acontecer.

- O entrevistador pode observar o nível de compreensão do entrevistado. Esta informação pode ser utilizada na interpretação dos dados.

- A análise e a interpretação dos dados são fáceis de efetuar

Desvantagens da utilização de um guião de entrevista

- O instrumento não é capaz de aprofundar um tema sem se tornar extenso.

- O entrevistado tem pouca ou nenhuma escolha quanto à data, hora ou local da entrevista.

- Pode ser difícil comparar os dados de um entrevistador com os de outro entrevistador se não for seguido um procedimento rigoroso em todas as ocasiões.

- Num grande projeto de investigação, é necessário recrutar entrevistadores e as pessoas adequadas podem não estar prontamente disponíveis.

- As informações recolhidas podem ser distorcidas.

VALIDADE

A validade indica em que medida um instrumento mede o que se pretende medir (30). Neste estudo, o investigador assegurou a validade através da utilização de estratégias que abordam as ameaças à validade. Estas estratégias incluíram a seleção adequada da conceção do estudo, a seleção aleatória dos participantes no estudo, a conceção cuidadosa dos instrumentos de recolha de dados e o pré-teste dos instrumentos de investigação.

FIABILIDADE

A fiabilidade é o grau de consistência ou exatidão com que um instrumento mede o atributo que pretende medir (30). O instrumento utilizado deve ser capaz de fornecer informações exactas, de modo a dar a mesma resposta após algum tempo de utilização do mesmo instrumento. Também foi definido como sendo a consistência, a estabilidade e a repetibilidade das respostas do informador e a capacidade do investigador para captar e registar informações com precisão (4).

Neste estudo, o investigador assegurou a fiabilidade através da normalização do instrumento. Os instrumentos de investigação foram testados antes da realização do estudo principal através de um estudo-piloto num ambiente com características semelhantes às do ambiente em que o estudo principal iria ser realizado. Deste modo, foi assegurada a estabilidade do instrumento de recolha de dados.

TECNOLOGIA DE AQUISIÇÃO DE DADOS

A técnica de recolha de dados é uma descrição da forma como os dados devem ser recolhidos (11). O autor definiu a técnica de recolha de dados como um procedimento para recolher os dados necessários para resolver um problema de investigação. Os dados foram recolhidos durante um período de 15 dias, com três a cinco entrevistas realizadas por dia. O procedimento de recolha de dados neste estudo foi o seguinte;

- Auto-apresentação do investigador/assistente de investigação ao entrevistado.
- Explicação do objetivo do estudo.
- Garantia de confidencialidade e anonimato dos entrevistados.
- Informar os inquiridos sobre a forma como devem dar a sua opinião
- Após a obtenção do consentimento, o investigador/assistente de investigação (entrevistador) leu as perguntas aos entrevistados.
- Em seguida, o investigador introduziu as respostas dadas pelos inquiridos.
- No final da entrevista, o investigador analisou o guião da entrevista para verificar se as respostas dadas eram coerentes e se o guião da entrevista estava completo.
- O entrevistador pediu aos inquiridos que fizessem perguntas, comentários ou contribuições para o estudo e, em seguida, agradeceu-lhes a sua participação no

estudo.

- Cada entrevista durou cerca de 20 minutos.

ESTUDO PILOTO

Um estudo-piloto é um mini-estudo realizado antes do estudo propriamente dito e que tem por objetivo identificar potenciais problemas no estudo proposto (16). O investigador utilizará o estudo-piloto para identificar e medir a sequência lógica, a necessidade de mais instruções, a adequação e a clareza da linguagem utilizada na criação do programa de entrevistas e a duração de cada entrevista.

CONSIDERAÇÕES ÉTICAS

Para tratar de questões éticas, a autorização para realizar o estudo será obtida junto da Equipa de Gestão da Saúde do Distrito de Luwingu e, além disso, será obtido o consentimento pessoal das mulheres que participarão no estudo. As inquiridas serão informadas do objetivo do estudo e de que têm o direito de participar ou de se retirar do estudo. É garantida às inquiridas a confidencialidade das informações pessoais fornecidas ao investigador. Os guiões de entrevista preenchidos serão mantidos sob medidas de segurança rigorosas para evitar o acesso não autorizado às informações neles contidas.

ANÁLISE DOS DADOS DO PLANO

A análise de dados é o processo de categorização, verificação e exame dos dados da investigação. A análise dos dados é efectuada com recurso ao SPSS. O investigador categoriza e codifica as respostas para facilitar a sua introdução na folha de registo de dados. A codificação converte os dados em símbolos ou valores numéricos adequados para análise. O investigador verifica todos os totais na folha principal de dados e certifica-se de que correspondem ao número de inquiridos. O investigador utiliza tabelas de frequência, gráficos e tabulações cruzadas para mostrar a associação e a relação entre as variáveis. Os valores de p são calculados para mostrar a importância de certas variáveis.

REFERÊNCIAS

1. Tal como prometido pelo Ministro do Desenvolvimento Comunitário, da
Saúde Materna e Infantil na Cimeira de Londres sobre o Planeamento
Familiar. Fundação Bill & Melinda Gates. 2012. Anúncio da Zâmbia na
Cimeira de Londres sobre Planeamento Familiar: Dr. Joseph Katema,
Ministro do Desenvolvimento Comunitário, Saúde Materna e Infantil da
Zâmbia.   Disponível   em:
http://www.youtube.com/watch?v=INXcgJSvsZ4.

2. Bernstein S, Edouard L. Targeting access to reproductive health:
prioritising contraception and using indicators to monitor progress.
ReproductiveHealthMatters. 2007; 15(29):186-191.

3. Fundação Bill & Melinda Gates. 2012. Anúncio da Zâmbia na Cimeira de
Londres sobre Planeamento Familiar: Dr. Joseph Katema, Ministro do
Desenvolvimento Comunitário, Saúde Materna e Infantil da Zâmbia.
Disponível em: http://www.youtube.com/watch?v=INXcgJSvsZ4.

4. Brink, J. L. (1996). **Fundamentals of Research Methodology for Health
Care Professionals,** Juta and Company, Cidade do Cabo.

5. Cálculos de 2013 da TST com base em Marie Stopes International. Impacto 2. 2013.

6. Centro para a Saúde e a Igualdade de Género, (2000). **Health Sector Reforms in Zambia - Impact on Reproductive Health and Rights (Reformas do Sector da Saúde na Zâmbia - Impacto na Saúde e nos Direitos Reprodutivos).** USA.

7. Gabinete Central de Estatística (CSO), Ministério da Saúde (MOH), Centro de Investigação de Doenças Tropicais (TDRC), Universidade da Zâmbia e Macro International Inc. 2009. Inquérito Demográfico e de Saúde da Zâmbia 2007. Calverton, Maryland, EUA: CSO e Macro International Inc.

8. Instituto Central de Estatística, (2003). **Inquérito Demográfico e de Saúde da Zâmbia 2001-2002,** Lusaka.

9. Chin-Quee D, Katz K, Mbewe RK, Jumbe L, e Bratt J. *Expanding Community Based Access to Injectable Contraception: Results of a Pilot Study in Zambia.* Research Triangle Park, NC, EUA e Lusaka, Zâmbia:

FHI 360 e o Ministério da Saúde da Zâmbia, 2011.

10. Sistemas de Informação de Gestão da Saúde do Distrito do Luwingu, Relatório

Anual de 2016.

11. Dempsey, P. A. e Dempsey, D. A (2000). [th]**Using Nursing Research Process,**

Critical Evaluation and Utilisation, 5 Edition Lippincott, Williams and

Wilking, Philadelphia.

12. Family Health International, (2015), Female Barrier Methods-Preliminary

Comparison of Female with condom with Male condom in Kenya. Volume 20

(2):26

13. Family Health International, (2012), Improving Reproductive Health Services-

Medical Barriers Often Unnecessary (Melhorar os serviços de saúde

reprodutiva - barreiras médicas muitas vezes desnecessárias), Volume 21, (3):

Página 4

14. Cimeira de Planeamento Familiar 2012, Nota Técnica: Fontes de Dados e

Metodologia para o Cálculo da Base de Referência de 2012, Metas para 2020,

Impacto e Custos, Grupo de Métricas da Cimeira de Planeamento Familiar,

2012.

15. Instituto Guttmacher e Fundo das Nações Unidas para a População (FNUAP),

Ficha informativa de 2012.

16. Hjortsberg CA, Mwikisa CN: "Cost of access to health services in Zambia,"

<u>Health Policy and Planning; 17(1):71-77, 2012</u>.

17. Lule E, Hasan R, Yamashita-Allen K. Global trends in fertility, contraceptive

use and unintended pregnancies. In: Lule E, Singh S, Chowdhury SA, eds.

Fertility Regulating Behaviours and their Costs: Contraception and Unintended

Pregnancies in Africa and Eastern Europe & Central Asia. Documento de

discussão sobre saúde, nutrição e população. Washington, DC: Banco Mundial;

2007:8-39. Disponível em: http:// go.worldbank.org/BZSBNC53A0.

18. Marie Stopes International. 2013. impacto 2.

19. Ministério da Saúde, (2015). **Boletim Estatístico Anual de Saúde.** Lusaka.

20. Ministério da Saúde, (2005). **Plano Estratégico Nacional de Saúde 2006 -

2011**, Lusaka.

21. Ministério da Saúde, (2016), **Relatório Anual de 2015,** Lusaka.

22. Ministério da Saúde, (2016), **Relatório de Revisão Anual Conjunta do Sector da Saúde 2015,** Lusaka.

23. Ministério da Saúde. (2011). Plano Estratégico Nacional de Saúde 2011-2015, p.22. (RE = estabelecimento recomendado).

24. Ministério da Saúde. (2011). Plano Estratégico Nacional de Saúde 2011-2015, p.22.

25. Moronkola O.A et al (2006), Medical Education Resource Africa, Reproductive health Knowledge, beliefs, and determinants of contraceptive use among women attending family planning clinics in Ibadan, Volume 26, 155-158.

26. Comissão Nacional de Desenvolvimento e Planeamento (1989) Relatório de Progresso, Government Printers, Lusaka.

27. Plano Estratégico Nacional para a Saúde 2011-2015, p. 47 (dados de 2009).

28. Newman et al, (2015). American Journal of Obstetrics and Gynaecology, Preditores de conhecimento e uso de contraceptivos entre adolescentes

pós-parto em El Salvador.

29. Padmadas et al (2004), International Family Planning Perspectives-
Compression of Women's Reproductive Span, Vol. 30, p. 12

30. Polit, D.F e Hungler, B.P, (2001), **Essentials of Nursing Research;
Methods, Appraisal and Utilisation,** Lippincott, Philadelphia.

31. Conselho da População, (2003). Estudos de Planeamento Familiar, EUA.
34[3]: 149-159

32. Population Reference Bureau, (2002), **Women of our World,**
Washington DC.

33. Population Reports, (2002) **Strengthening the Supply chain,** Volume
XXX Número 1, Baltimore.

34. República da Zâmbia. 2006 Visão 2030 da Zâmbia.

35. Short Fabica, M., Choia, Y. 2013. Medir a utilização do método da
amenorreia lactacional através dos inquéritos demográficos e de saúde:
Qualidade dos dados e implicações. Documento apresentado na Reunião
Anual da PAA de 2013.Population   AssociationofAmerica

.Availableat   :

http://paa2013.princeton.edu/papers/131146

36. Simutowe C. et al, (2001). Um estudo sobre os conhecimentos, atitudes e

práticas de saúde reprodutiva das mulheres - Província do Norte. Kasama.

37. Singh S, Darroch JE, Vlassof M, Nadeau J. Adding It Up: The Benefits of

Investing in Sexual and Reproductive Health Care. Nova Iorque: Alan

Guttmacher   Institute;   2003.   disponível   em: www.guttmacher.

org/pubs/addingitup.pdf.

38. Trice, E.W e Trice, J, W, (2001), **Elements of Research in Nursing**, C.V

Mosby and Company, Saint Louis.

39. Entrevista da TST a Adrienne Quintana, Directora Nacional da Marie Stopes

International Zambia (MSIZ), junho de 2013.

40. UNFPA África Oriental e Austral (2012), Plano de Ação do Programa

Regional (2012 - 2017).

41. UNICEF, (2013), **Safe Motherhood in Zambia-A Situation Analysis.**

Lusaka.

42. USAID DELIVER Zambia Family Planning Quantitative and Qualitative

Logistics System Assessment, março de 2013, Figura 18; Access RH.

43. Weinberger M, Pogo-Martin F, Bolero T, Fry K, e Hopkins K. Impact 2: Uma ferramenta inovadora para estimar o impacto dos programas de saúde reprodutiva - documento metodológico. Londres: Marie Stopes International, 2012.
44. [nd] OMS, (2005), **Selected Practice Recommendation For Contraceptive Use**, 2 Edition, e Genebra?
45. Inquérito Demográfico e de Saúde na Zâmbia, 2007.

46. Programa Integrado de Saúde da Zâmbia, (2014). **HMIS na Zâmbia.**

Lusaka.

Apêndice 1

Conhecimentos e determinantes da escolha de métodos contraceptivos

entre as

mulheres

que frequentam

uma clínica de planeamento familiar no Luwingu

NÚMERO DO PROGRAMA DE ENTREVISTAS ....

INSTRUÇÕES PARA O ENTREVISTADOR

1. Não escrever o nome do inquirido no questionário.

2. Nas perguntas com alternativas, assinale a caixa ao lado da resposta que escolheu.

3. Escreva no campo destinado às perguntas abertas.

4. Não deixar nenhuma pergunta sem resposta.

5. Escreve todas as respostas de forma clara.

SECÇÃO A: DADOS DEMOGRÁFICOS DOS

FUNCIO

NÁRIOS PÚBLICOS

UTILIZAÇÃO

1. Que idade tinha no seu último aniversário?
   a. 15 - 24 anos
   b. 25 - 34 anos
   c. Mais de 35 anos

2. Qual é o seu estado civil?

   a. Individual
   b. Casado
   c. Divorciado
   d. Viúva
   e. Outros (especificar)

3. Quantos filhos tem?

4. A que denominação pertence?
    a. católico romano
    b. Adventistas do Sétimo Dia
    c. Testemunhas de Jeová
    d. Movimento pentecostal
    e. Outros (especificar)

5. Qual é a sua formação académica mais elevada?
    a. Primário
    b. Secundário
    c. Terciário
    d. Nunca frequentei a escola

6. Qual é a sua profissão?

SECÇÕES: CONHECIMENTO

7. Quando é que começaram a planear a vossa família?
    a. Hoje
    b. 1 - 3 anos atrás
    c. 4 -6 anos atrás
    d. 7 -9 anos atrás
    e. Há mais de 10 anos

8. Onde teve conhecimento do planeamento familiar?
    (a) Pessoal de saúde
    (b) Meios de comunicação social
    (c) Membros da família
    (d) Pares
    (e) Outro, especificar _____________________________

9. Qual é o nome do método contracetivo que está a utilizar?
    a. Pílula

b. Injeção

c. Laço

d. Amenorreia relacionada com a lactação

e. Esterilização f. Implantes g. Preservativos h. Espermicidas i.
Contraceção j. Planeamento familiar natural k. Outros (especificar)

10. Que outros métodos conhece para além do método que está a utilizar? a.
    Pílula b. Injeção c. Sling

    d. Amenorreia relacionada com a lactação

    e. Esterilização f. Implantes (Jadell) g. Preservativos h. Espermicidas

    1. Prevenção da gravidez j. Planeamento familiar natural k. Outros

    (especificar)____

11. Indicar as vantagens do planeamento familiar

    a. Protege as mulheres de gravidezes não desejadas

    b. Contribui para a saúde da mãe

    c. Contribui para a saúde do bebé d. Promove o bem-estar da família

    e. Menor taxa de pobreza devido ao menor número de crianças

    f. Aumento da prosperidade da nação devido a
       Cidadãos da saúde

    g. Outros (especificar) ___________________________

12. Que categoria de profissionais de saúde lhe presta serviços de planeamento
    familiar?

    a. Médicos

    b. Enfermeiras

    c. Técnico de ambiente e saúde

    d. Empregados diários classificados

    e. Outros (especificar) ___________________________

13. O médico deu-lhe todas as informações que queria saber sobre o contracetivo que
    está a tomar?

    a. Sim

b. Não

14. Se "Não", que informações gostaria que lhe fossem fornecidas?

15. Na sua opinião, o serviço que lhe foi prestado corresponde às suas expectativas?

a. Sim

b. Não

16. Em caso de resposta negativa à pergunta 15, queira explicar

17. Considera que o prestador de cuidados de saúde deveria dar mais formação para

a prestação de

Serviços de planeamento familiar?

a. Sim

b. Não

18. Explique a sua resposta à pergunta 17

19. Porque é que escolheu o método de planeamento familiar que utiliza?
    a. Regresso rápido à fertilidade
    b. Seguro para a minha saúde
    c. Razões culturais
    d. Razões religiosas
    e. Outros (especificar) ___________________

20. Quem a influenciou na escolha do método de planeamento familiar que utiliza?

    a. O meu marido
    b. Amigos
    c. Prestadores de cuidados de saúde
    d. Familiares
    e. Outros (especificar) ___________________

21. O método contracetivo que escolheu está sempre disponível?
    a. Sim
    b. Não

22. Poderia utilizar outro método de planeamento familiar se o método que está a utilizar atualmente não estiver disponível?
    a. Sim
    b. Não

23. Se respondeu "Sim" à pergunta 22, o que faz se o método que está a utilizar não estiver disponível?

a. Mudar para outro método

b. Cessação temporária da utilização do PF

c. Outros (especificar) _______________________________

24. O profissional de saúde explicou todos os métodos de planeamento familiar disponíveis no centro de saúde?

  a. Sim

  b. Não

25. Existem crenças culturais que a impedem de procurar e utilizar determinados métodos de planeamento familiar?

  a. Sim

  b. Não

26. Se "Sim" à pergunta 25, explique a sua resposta

27. Que métodos de planeamento familiar são oferecidos no seu centro de saúde?

  a. Preservativo

  b. Pílula

  c. Injeção

  d. Laço

  e. Esterilização

  f. Espermicidas

  g. Planeamento familiar natural

  h. Outros (especificar) ________________

28. Que outros métodos de planeamento familiar o seu centro de saúde
gostaria de oferecer?
   a. Preservativo
   b. Pílula
   c. Injeção
   d. Laço
   e. Esterilização

f Espermicidas
   g. Planeamento familiar natural
   h. Outros (especificar) _____________

29. A sua religião apoia todos os métodos de planeamento familiar?
   a. Sim
   b. Não

30. Se respondeu "Não" à pergunta 29, que método(s) de planeamento familiar não
é(são) apoiado(s) pela sua religião?
   a. Preservativo
   b. Pílula
   c. Injeção
   d. Laço
   e. Esterilização
   f. Espermicidas
   g. Outros (especificar) _____________________

31. Que método de planeamento familiar é apoiado pela sua religião?

a. Preservativo

b. Pílula

c. Injeção

d. Laço

e. Esterilização

f. Espermicidas

   g. Outros (especificar)_____________________

32. A que distância vive do centro de saúde onde utiliza os serviços de planeamento familiar?

   a. Num raio de 12 quilómetros

   b. Fora do raio de 12 quilómetros

33. A distância entre a sua casa e o centro de saúde afecta de alguma forma a sua escolha de método contracetivo?

   a. Sim

   b. Não

34. Se a resposta à pergunta 33 for "Sim", explicar como

35. Está preparada para continuar a utilizar um método de planeamento familiar da sua escolha?

   a. Sim

   b. Não

36. Justifique a sua resposta à pergunta 35.

OBRIGADO PELA VOSSA PARTICIPAÇÃO

Índice

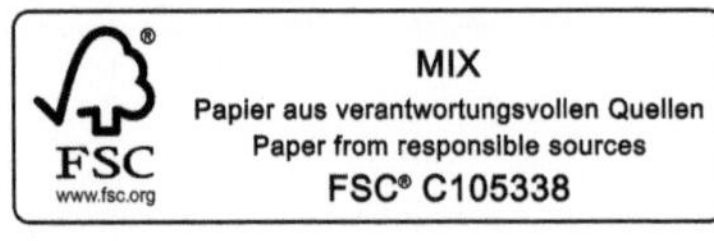

Printed by Books on Demand GmbH, Norderstedt / Germany